シニアの脳トレーニング①

バラエティクイズ&ぬり絵で脳トレーニング

脳トレーニング研究会編

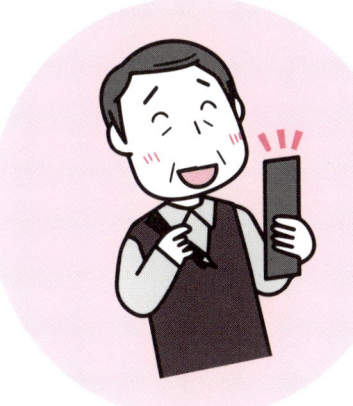

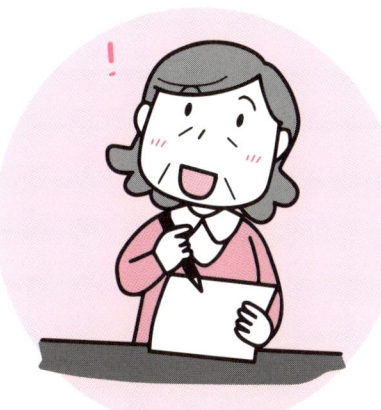

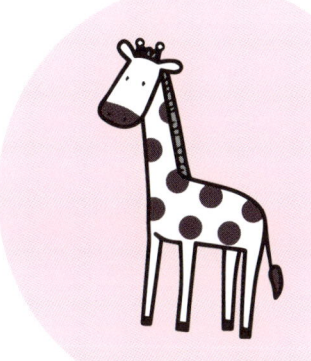

黎明書房

はじめに

　いつまでもしっかりした頭でいたいものです。しかし，年齢を重ねるにしたがって，メガネをどこに置いたかすぐ忘れ，カギを掛けたか外出してから不安になり，人の名前がなかなか思い出せなかったりと，大変です。

　これを少しでも改善したり，防止したりするには，日ごろから頭を使うことが大切です。

　そこで，この本では，シニアの方に楽しく，あきずに頭の運動をしていただくために，バラエティに富んだクイズを数多く用意しました。

　言葉遊び，算数遊び，それに昭和のスターや昭和の出来事を問題にした思い出クイズなど盛りだくさんです。

　思い出クイズは，解きながら当時を思い出したり懐かしんだりすることで，より脳を活性化させるといわれています。

　この本の終わりには色鉛筆でぬる風景や花のぬり絵，間違いさがしもありますので，お楽しみください。

　施設では，コピーしてレクリエーションにお使いいただけます。クイズは，一人ひとりでも楽しめますが，みんなで解けば，一層盛り上がります。

　シニアの方の毎日の生活を豊かにすることに，少しでもお役にたてば幸いです。

　　２０１５年４月

　　　　　　　　　　　　　　　　　　　　　　　　脳トレーニング研究会

もくじ

はじめに 1

I　おもしろ言葉遊び

1　おもしろ外来語クイズ　4
2　おもしろ動物名クイズ　5
3　なるほど慣用句・ことわざクイズ　6
4　楽しい俳句クイズ　8
5　回文で遊ぼう　9
6　折句で遊ぼう　10

II　おもしろ漢字遊び

1　おもしろ漢字パズル　11
2　タテヨコおもしろ四字熟語　14
3　おもしろ漢字を作ろう　16
4　おもしろ漢字クイズ　17
5　よく似た漢字クイズ　18

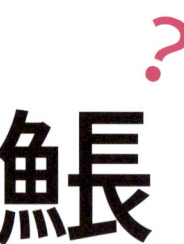

III　おもしろ算数遊び

1　おもしろ足し算　19
2　角度を足してみよう　23
3　足し算いろいろ　24
4　かんたんつるかめ算　27

IV　おもしろ思い出クイズ

1　あのころのモノの値段は？　29
2　歌手と歌った歌を線でつなごう　30
3　行事クイズ　〇か×か　31
4　時代劇のヒーロー，私は誰でしょう？　32
5　銀幕のヒロイン，女優の名前は？　33
6　テレビ，思い出クイズ　34
7　昭和の出来事，その順番は？　35
8　スポーツ思い出クイズ　37
9　戦後のベストセラークイズ　38

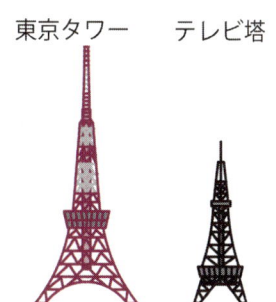
東京タワー　テレビ塔

V　日本ものしりクイズ

1　かんたんクイズ1　39
2　かんたんクイズ2　40
3　ちょっと難しいクイズ　41
4　名産・名所クイズ　42

● ぬり絵　45
　花／春の金閣寺／花火大会の夜／
　紅葉とお堂／風車のある風景

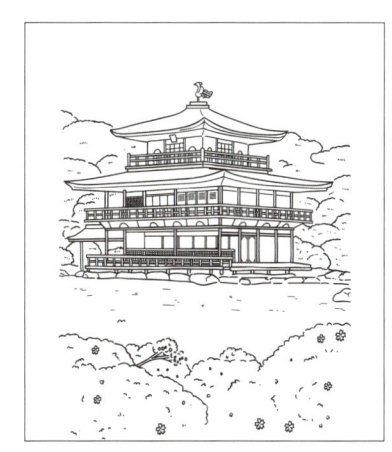

● 間違いさがし　50

解答　54

＊イラスト：さややん。

Ⅰ　おもしろ言葉遊び

1　おもしろ外来語クイズ

①　次の言葉は外来語である！　〇か×か？

- 天ぷら　　　　　　　（　　　）
- カステラ　　　　　　（　　　）
- こんぺいとう　　　　（　　　）
- イクラ　　　　　　　（　　　）
- いぬ　　　　　　　　（　　　）

②　次の言葉は外来語である！　〇か×か？

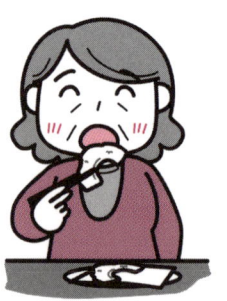

- うめ　　　　　　　　（　　　）
- ねこ　　　　　　　　（　　　）
- かぼちゃ　　　　　　（　　　）
- しゃぼん　　　　　　（　　　）
- 背広　　　　　　　　（　　　）

2 おもしろ動物名クイズ

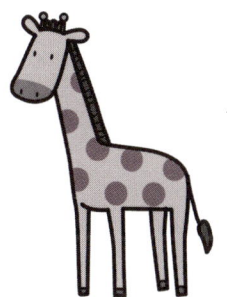

① 次の動物は英語でどう言うでしょう。右の言葉と線でつないでください。

ねこ	・	・ ゼブラ
かば	・	・ ラビット
しまうま	・	・ キャット
ぺんぎん	・	・ ジラフ
きりん	・	・ ヒポポタマス
うさぎ	・	・ ペンギン

② 次の動物は漢字で書くとどうなるでしょう。右の文字と線でつないでください。

かば	・	・ 海豚
ふぐ	・	・ 膃肭臍
おっとせい	・	・ 河馬
こうもり	・	・ 麒麟
きりん	・	・ 河豚
いるか	・	・ 蝙蝠

3　なるほど慣用句・ことわざクイズ

① 正しい方に〇を付けてください。

1　極楽とんぼ

（極楽に住むトンボ　とてものんきな人）

2　おしどり夫婦

（仲の良い夫婦　押したり取ったりする夫婦）

3　からすの行水

（からすが風呂好きなこと　入浴時間が短いこと）

4　たぬき寝入り

（寝たふり　たぬきのような格好で寝ること）

5　さくら

（客のふりをする人　さくらもち）

6　一か八か

（運を天に任せてやってみる　一個か八個か？）

7　煮詰まる

（結論が出せない状態になる　結論が出せる状態になる）

② イラストを見て，どんなことわざを表しているか，下から選んで㋐〜㋓を四角の中に書いてください。

 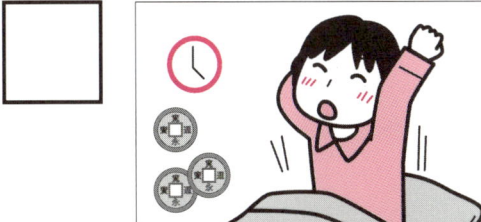　　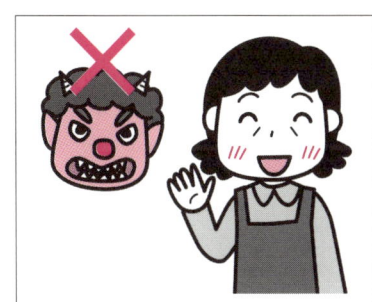

 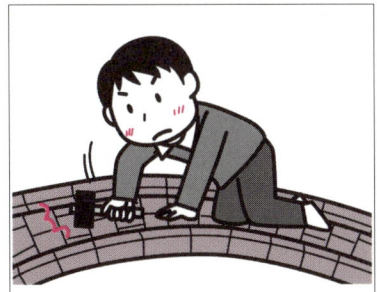　　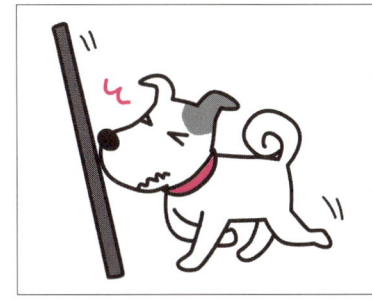

㋐　石橋を叩（たた）いてわたる　　㋑　犬も歩けば棒にあたる
㋒　早起きは三文の徳（とく）　　㋓　渡る世間に鬼はなし

③　ことわざです。（　）に□から選んで動物の名前を入れてください。

1　（　　　）に小判

2　（　　　）の耳に念仏

3　（　　　）も鳴かずば撃たれまい

4　二（　　　）を追う者は一兎（いっと）をも得ず

5　まな板の（　　　）

兎　馬
鯉　犬
猫　雉（きじ）

4 楽しい俳句クイズ

① 次の俳句の季節はいつでしょう？　春夏秋冬から選んでください。

1　をりとりてはらりとおもきすすきかな　　（　　　）

2　やせ蛙まけるな一茶これにあり　　（　　　）

3　叱られて目をつぶる猫春隣　　（　　　）

4　おもしろうてやがて悲しき鵜舟かな　　（　　　）

② はじめの言葉とあとの言葉を正しく線でつないで，正しい俳句にしてください。

牡丹散て　　・　　　・　白き五弁の梨の花

いくたびも　　・　　　・　雪の深さを尋ねけり

青天や　　・　　　・　秋冷いたる信濃かな

そこらまで　　・　　　・　うちかさなりぬ二三片

紫陽花に　　・　　　・　出て春寒をおぼえけり

5 回文(かいぶん)で遊ぼう

みなさんも,「トマト」「新聞紙(しんぶんし)」「竹やぶ焼けた(たけやぶやけた)」はご存知ですね。このように前から読んでも後ろから読んでも同じように読める文を回文(かいぶん)といいます。

では,みなさんも回文を作って遊びましょう。順序はこうです。

① 適当に言葉を持ってくる。
　　ニワトリ
② ニワトリに1字加える。
　　ニワトリと
③ 「と」のあとに,はじめの「ニワ」をひっくり返した「ワニ」を加える。
　　ニワトリとワニ(にわとりとわに)

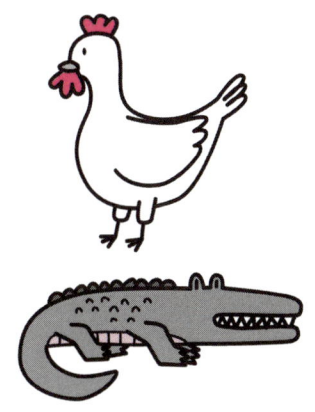

完成です!

もうひとつ例を挙げましょう。これも上のような手順で「たい」から作ったものです。

烏賊鯛が,いたかい?(いかたいがいたかい)

こんな調子で作ってみましょう。短いもので結構です。みんなと見せ合うのも楽しいですよ。

6 折句で遊ぼう

　折句とは，次のようなものです。五七五の頭の文字をつなげると意味があるように作ります。

例1　お題「**とうふ**」で作りました。

　　ところてん　　　　　心太

　　うまいうまいと　　　うまいうまいと

　　ふうふたべ　　　　　夫婦食べ

例2　お題「**ひるね**」で作りました。

　　ひるまから　　　　　昼間から

　　るんるんきぶん　　　るんるん気分

　　ねこふんで　　　　　猫踏んで

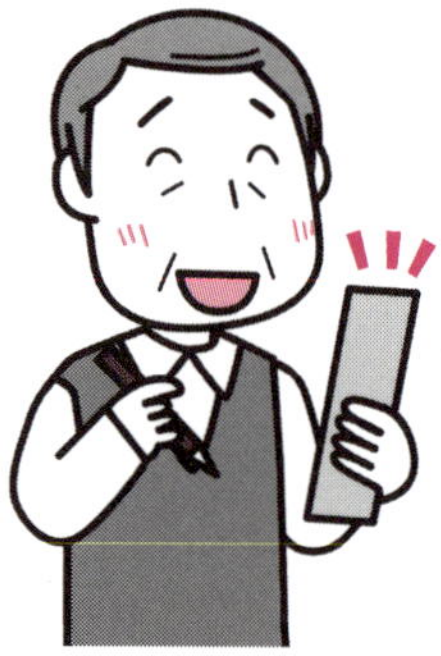

　では，お題「**いちご**」で作ってください。思い浮かぶままに書いてみましょう。ぴったり五七五でなくてもかまいません。

　みんなでお題を出し合って楽しみましょう。

Ⅱ おもしろ漢字遊び

1 おもしろ漢字パズル

空いているところに四角の中の漢字を入れて，タテでもヨコでも意味が通じるようにしてください。

例

優	勝	旗
先		
席		

学 ⓐ優 大

四角から「優」を選んで入れると，ヨコ：優勝旗，タテ：優先席，となり，タテもヨコも意味が通じるので完成です。

① まずは，ヨコだけの問題で練習してみましょう。

大		除

東	海	

	動	会

	診		券

年		状

察　運　道　賀　掃

② タテとヨコが熟語になるような漢字を入れましょう。

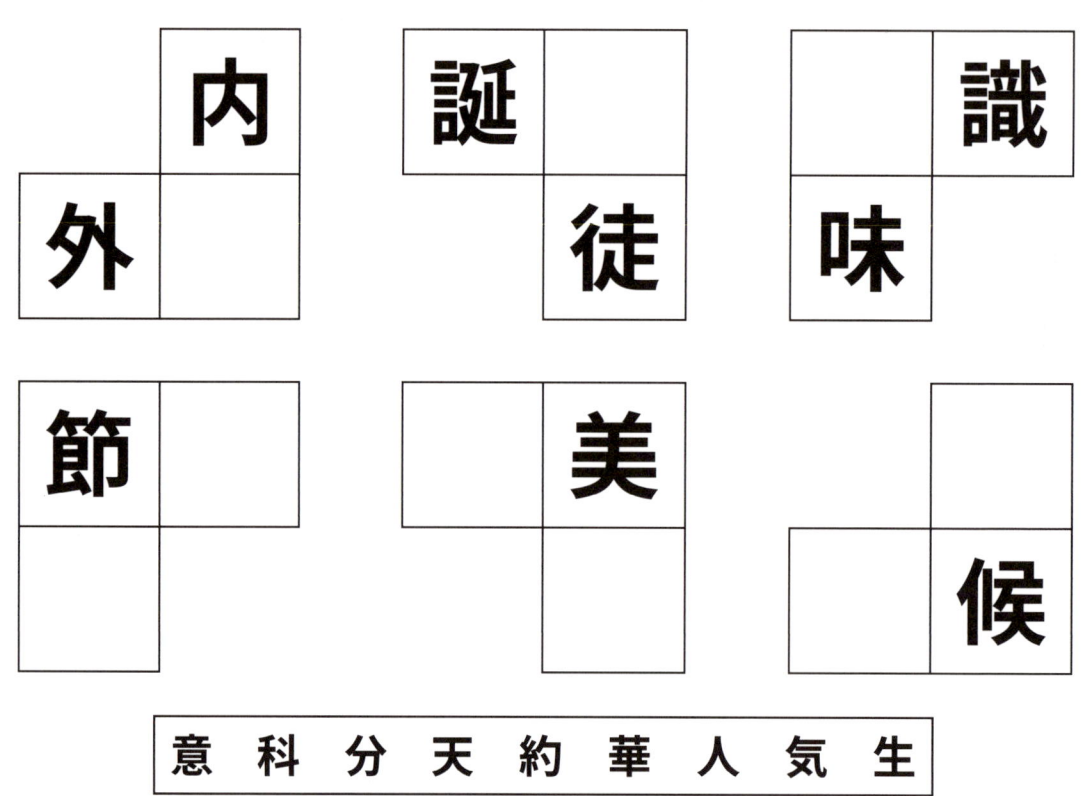

③ タテとヨコが熟語になるような漢字をいれましょう。

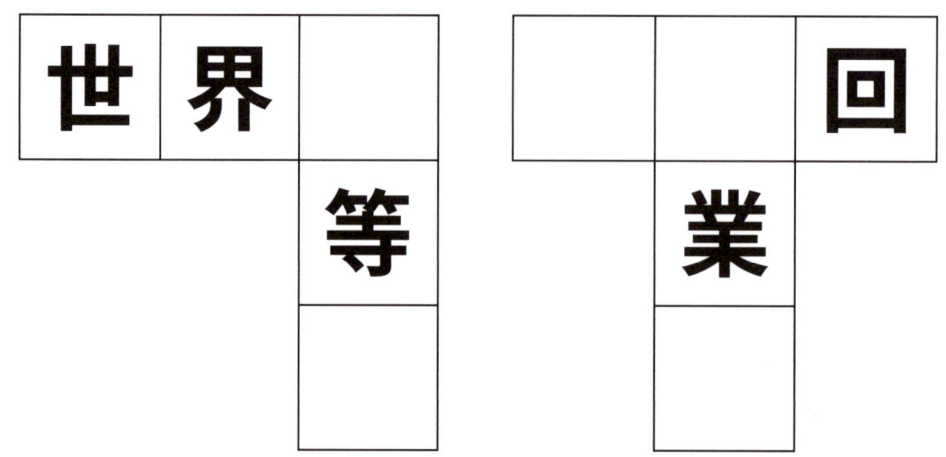

④ 少し難しい問題に挑戦してみましょう。

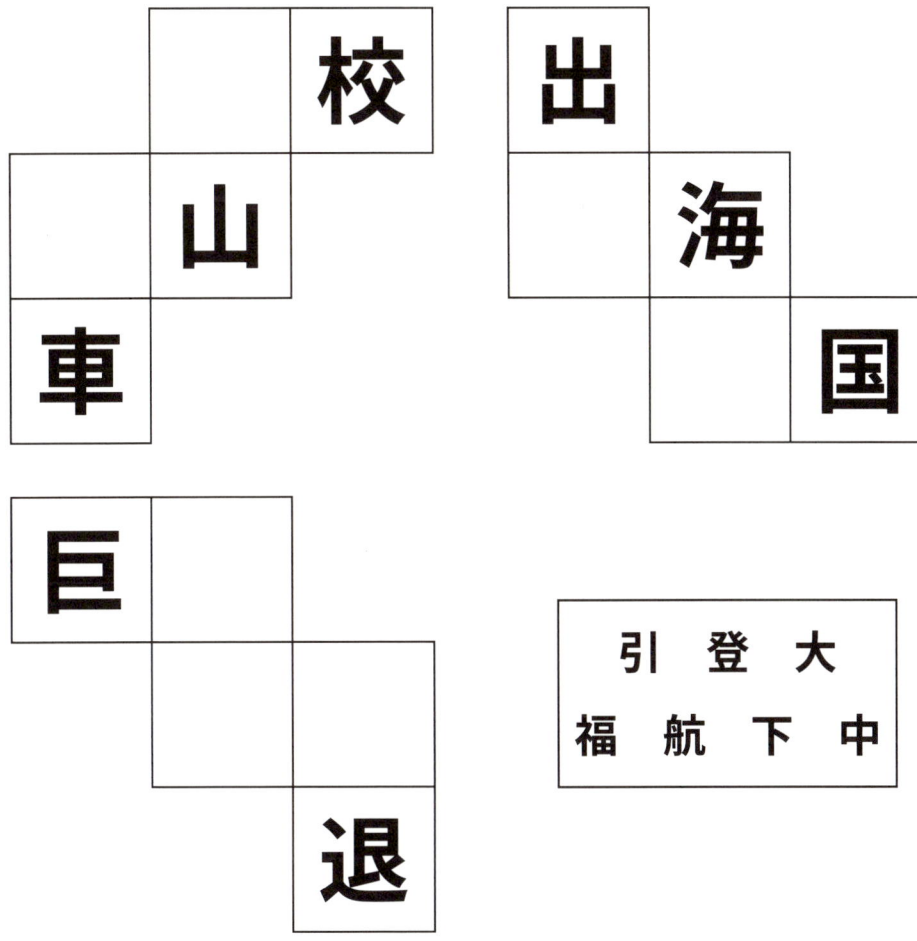

引 登 大
福 航 下 中

⑤ 自分で考えて入れてみましょう。答えはいくつかあります。同じ漢字を何度使ってもかまいません。

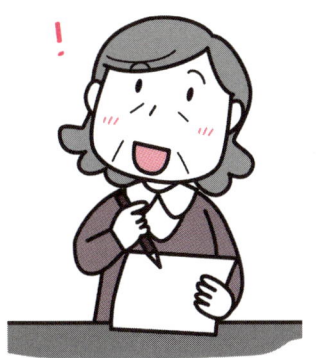

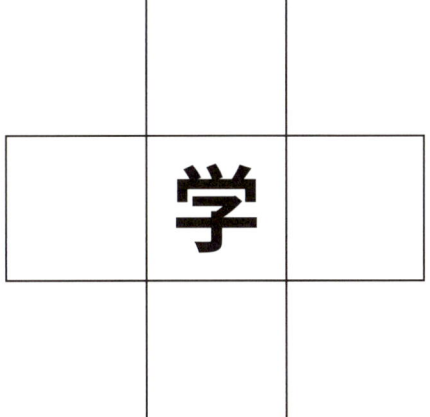

2 タテヨコおもしろ四字熟語

① 空いているところに入る漢字を四角の中から一つ選んで，四字熟語を完成させてください。

|得|意|　|面|

順
風
帆

　得　万　満　漫

② 空いているところに入る漢字を四角の中から選んで四字熟語を完成させてください。
＊同じ漢字が入るところもあります。

龍
徹　　徹　
蛇

　手　頭　足　尾

II　おもしろ漢字遊び

③　空いているところに入る漢字を四角の中から選んで四字熟語を完成させてください。

＊同じ漢字が入るところもあります。

| 二 | 三 | 四 | 五 |

朝｜寒｜｜温
｜暮｜｜

(Grid layout:)
- 朝 / 寒 ／ 温 (top row area)
- 暮
- (blank)

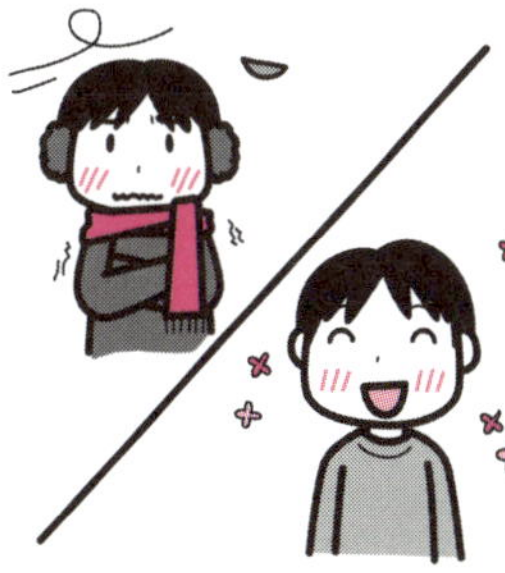

③　空いているところに入る漢字を四角の中から選んで四字熟語を完成させてください。

＊同じ漢字が入るところもあります。

| 由 | 業 |
| 他 | 自 | 存 |

(Grid with: 縄, 縛, 暴, 在, 棄, 得)

3 おもしろ漢字を作ろう

　魚ヘンに平は鮃（ヒラメ）です。これは本当の漢字ですが，これにならって，新しい漢字を自分で作ってみましょう。魚ヘンと鳥ヘンの漢字を二つずつ自分で作ってみてください。

例

魚＋長＝鱸（チョウザメ）　混＋鳥＝混鳥（コンドル）

①

1　魚＋☐＝☐　　3　☐＋鳥＝☐

（読み：　　　）　　（読み：　　　）

2　魚＋☐＝☐　　4　☐＋鳥＝☐

（読み：　　　）　　（読み：　　　）

② 他にも思いついた漢字があれば，自由に書いてください。

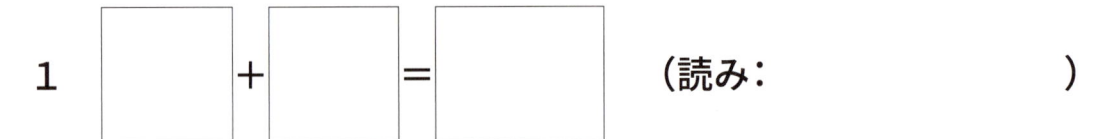

1　☐＋☐＝☐　　（読み：　　　）

2　☐＋☐＝☐　　（読み：　　　）

4 おもしろ漢字クイズ

① 山の上に山がある漢字とは？

② 大の肩に点を一つ足すとどんな漢字？

③ 天から頭が突き出るとどんな漢字？

④ 鳥から一本横棒を取るとどんな漢字？

⑤ 口に口を入れたらどんな漢字？

⑥ 矢を囲うとどんな漢字？

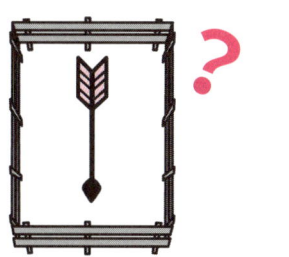

⑦ 羊が大きくなるとどんな漢字？

5　よく似た漢字クイズ

① 鳥と島，どっちが「しま」？　　　　　　　（　　　　　）

② 未と末，どっちが干支の「ひつじ」？　　　（　　　　　）

③ 柴と紫，どっちが「しば」？　　　　　　　（　　　　　）

④ 拳と挙，どっちが「こぶし」？　　　　　　（　　　　　）

⑤ 己と巳，どっちが干支の「へび」？　　　　（　　　　　）

⑥ 字と学，どっちが「あざ」？　　　　　　　（　　　　　）

⑦ 群と郡，どっちが「むれ」？　　　　　　　（　　　　　）

⑧ 申と甲，どっちが干支の「さる」？　　　　（　　　　　）

⑨ 幼と幻，どっちが「まぼろし」？　　　　　（　　　　　）

⑩ 専門と専問，どっちが「せんもん」？　　　（　　　　　）

⑪ 孑孑と孓孓，どっちが「ぼうふら」？　　　（　　　　　）

Ⅲ おもしろ算数遊び

1 おもしろ足し算

① さあ，足すと，いくつになるでしょう？

1＋10＝ ☐   4＋ 7 ＝ ☐

2＋ 9 ＝ ☐   5＋ 6 ＝ ☐

3＋ 8 ＝ ☐

② 1〜10まで足すと，いくつになるでしょう？

1＋2＋3＋4＋5＋6＋7＋8＋9＋10＝ ☐

ヒント 上の①の答えを全て足すと……。

③　さあ，足すと，いくつになるでしょう？

１１＋２０＝☐　　　　　　　　１４＋１７＝☐

１２＋１９＝☐　　　　　　　　１５＋１６＝☐

１３＋１８＝☐

④　１１〜２０まで足すと，いくつになるでしょう？

１１＋１２＋１３＋１４＋１５＋１６＋１７＋１８＋１９＋２０

＝☐

ヒント　③の全ての答えを足すと……。

＊３０＋３０＋３０＋３０＋３０＋１＋１＋１＋１＋１＝？

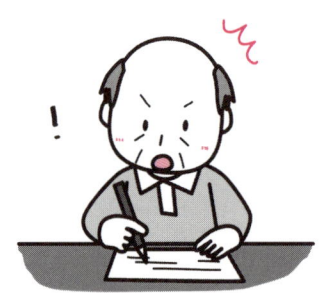

⑤ では，1から一つ置きに足してみましょう。

㋐　1＋3＝ □

㋑　1＋3＋5＝ □

㋒　1＋3＋5＋7＝ □

㋓　1＋3＋5＋7＋9＝ □

⑥ では，1＋3＋5＋7＋9＋11＋13はいくつでしょうか？　下の図を見て考えてみましょう。

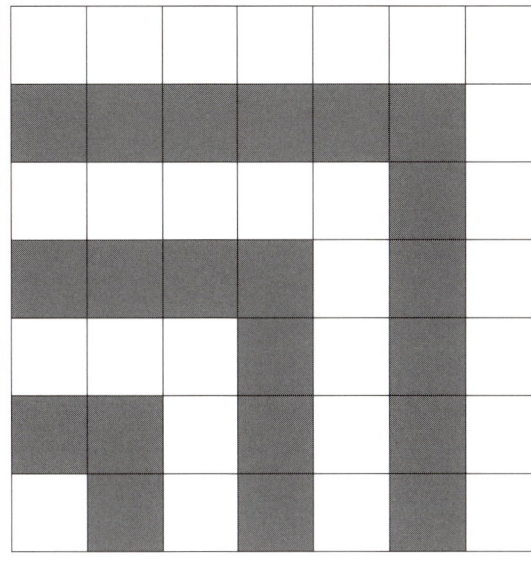

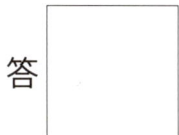

答 □

ヒント　足し算が掛け算になります。鍵形になっているところのマスの数を，左すみから順番に数えてみましょう。

⑦ 答えを同じにしましょう。

例　1　＋　5　＋　**8**　＝　14

㋐　3　＋　☐　＋　2　＝　14

㋑　6　＋　3　＋　☐　＝　14

㋒　☐　＋　7　－　5　＝　14

㋓　23　－　8　－　☐　＝　14

㋔　54　＋　☐　－　50　＝　14

＊ 23ページの問題，切り取り用

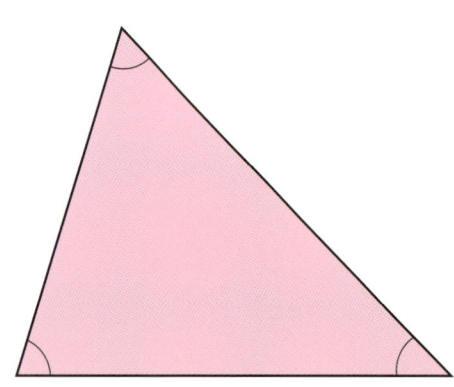
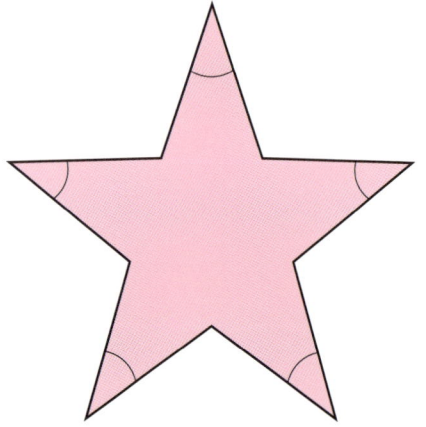

III　おもしろ算数遊び

2　角度を足してみよう

① 三角形の三つの角を足すと角度は何度になるでしょう？下から選んでください。

答　☐

- ㋐　45度（直角の半分）
- ㋑　90度（直角）
- ㋒　180度（直角の2倍，水平）

ヒント　22ページに三角形がありますので，実際にはさみで切って，三つの角を合わせてみましょう。

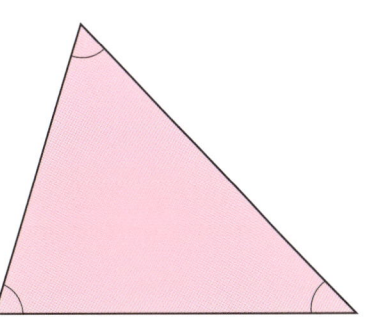

② では，星形の5つの尖ったところの角度の合計は何度でしょう？　下から選んでください。

答　☐

- ㋐　90度（直角）
- ㋑　180度（直角の2倍，水平）
- ㋒　360度（直角の4倍，一周）

ヒント　22ページに星形がありますので，実際にはさみで切って，五つの角を合わせてみましょう。

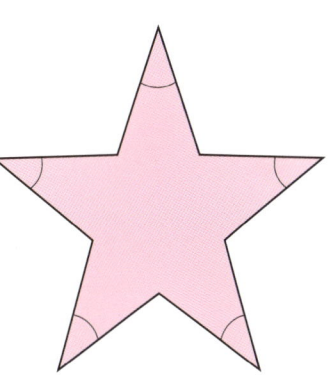

23

3 足し算いろいろ

① 半分足す半分は？

● ビスケット半分＋ビスケット半分＝ビスケット [　　] 枚

● 羊かん半分＋羊かん半分＝羊かん [　　] 棹（さお）

● まんじゅう半分＋まんじゅう半分の半分＋

　　　　　まんじゅう半分の半分＝[　　] 個

● 半ページ＋半ページ＝[　　] ページ

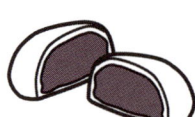

② 単位が変わる足し算

● ひも 50cm ＋ひも [　　] cm ＝ひも 1m

● 鉛筆 6 本＋鉛筆 [　　] 本＝鉛筆 1 ダース

III おもしろ算数遊び

③ 合わせて何時間？

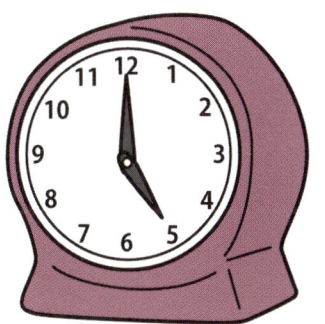

㋐ 30分＋30分＝ □ 時間

㋑ 45分＋15分＝ □ 時間

㋒ 1時間30分＋30分＝ □ 時間

㋓ 1時間45分＋15分＝ □ 時間

㋔ 2時間30分＋2時間30分＝ □ 時間

㋕ 3時間15分＋1時間45分＝ □ 時間

㋖ 45分＋75分＝ □ 時間

④ 時計に使う数字（ローマ数字）で足し算，引き算をしてみましょう。時計の絵を見てください。答もローマ数字で書いてみましょう。

1＝I，2＝II，3＝III，4＝IV，5＝V，6＝VI，7＝VII，8＝VIII，9＝IX，10＝X，となります。

例　I＋I＝II

㋐ I＋II＝

㋑ III＋I＝

㋒ IV＋I＝

㋓ V－III＝

㋔ VIII－II＝

㋕ X－I＝

おまけ

20はXX，30はXXXです。
では，下の問題を解いてみましょう。

● XXX－XX＝

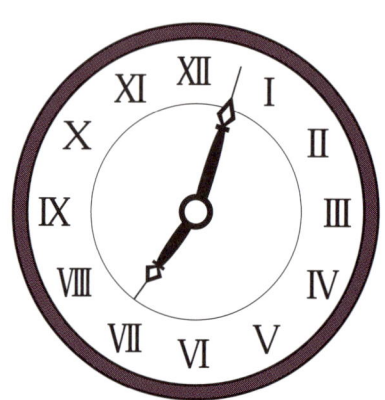

III おもしろ算数遊び

4　かんたんつるかめ算

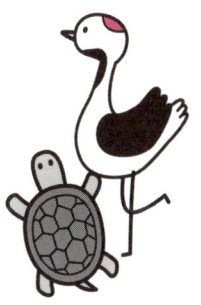

　つるかめ算を知っていますか。「ツルとカメがいます。合わせて頭の数は 5 つ，足の数は 14 本。では，ツルは何羽，カメは何匹でしょう」といった問題です。

　できましたか？　難しいと感じた方は，下のように絵を描いて考えてみましょう。簡単につるかめ算を解くことが出来ますよ。

> ### 超かんたんつるかめ算攻略法
>
> ①　まず，頭の数は 5 ですので，○を 5 つ描きます。
>
>
>
> ②　全ての○に棒を 2 本ずつ描きます。これで 10 本です。
>
>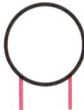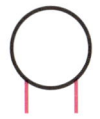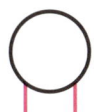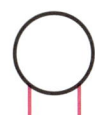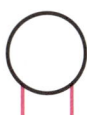
>
> ③　足の数は 14 ですので，残りの棒 4 本を描き足します。
>
>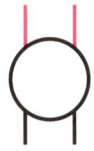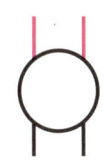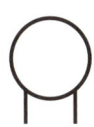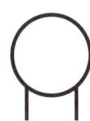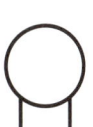
>
> ④　棒が 4 本ついているのが，かめ。棒が 2 本ついているのが，つるとなります。よって，つるは 2 羽，かめは 3 匹です。
>
> 　どうでしょうか？　このように絵を描けば，複雑なつるかめ算も簡単に解けますね！　次のページの問題にも挑戦してみましょう。

＊参考：平林一栄著『おもしろすぎる算数 5 分間話①』黎明書房

では，次の問題に挑戦してください。

① つるとかめがいます。合わせて頭の数は7つ，足の数は22本。では，つるは何羽，かめは何匹でしょう。27ページのように絵を描いて問題を解いてみましょう。

つる ☐ 羽，かめ ☐ 匹

② ダチョウとコアラがいます。合わせて頭の数は8つ，足の数は20本。では，ダチョウは何羽，コアラは何匹でしょう。

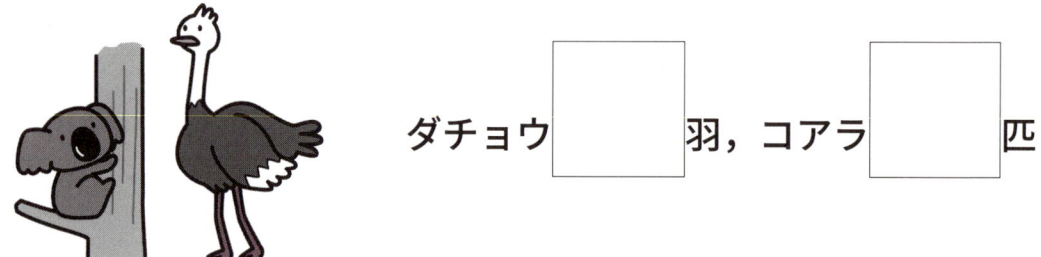

ダチョウ ☐ 羽，コアラ ☐ 匹

③ イカとタコがいます。合わせて頭の数は6つ，足の数は54本。では，イカは何匹，タコは何匹でしょう。

ヒント：イカの足は10本，タコの足は8本です。

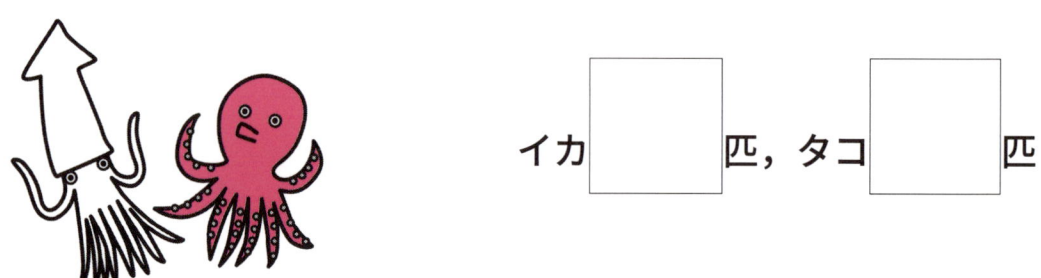

イカ ☐ 匹，タコ ☐ 匹

Ⅳ おもしろ思い出クイズ

1 あのころのモノの値段は？

① 昭和30年ごろのお汁粉の値段はどれくらい？

（100円　80円　110円）

② 昭和35年ごろのコーヒーの値段はどれくらい？

（80円　60円　100円）

③ 昭和40年ごろの食パン1斤の値段はどれくらい？

（40円　80円　120円）

④ 昭和45年ごろの牛乳の値段はどれくらい？

（65円　100円　25円）

⑤ 昭和55年ごろのたい焼きの値段はどれくらい？

（120円　80円　60円）

2 歌手と歌った歌を線でつなごう

①

美空ひばり　・　　　・　王将

ビートルズ　・　　　・　古城

三橋美智也　・　　　・　高校三年生

村田英雄　・　　　・　プリーズ・プリーズ・ミー

舟木一夫　・　　　・　悲しい酒

②

橋　幸夫　・　　　・　テネシー・ワルツ

江利ちえみ　・　　　・　東京五輪音頭

春日八郎　・　　　・　ブルー・ハワイ

プレスリー　・　　　・　潮来笠(いたこがさ)

三波春夫　・　　　・　別れの一本杉

IV おもしろ思い出クイズ

3　行事クイズ　〇か×か

① 桃の節句に作る草もちには，
よもぎの葉を使う。　　　　　　　　　　　　　（　　）

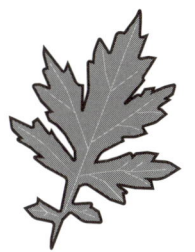

② 彦星と織姫星は，
7月7日の七夕の日に本当に空を動く。　　　　（　　）

③ 現在，4月29日は「昭和の日」ですが，
以前は「みどりの日」だった。　　　　　　　　（　　）

④ 更衣（ころもがえ）は，年に一度である。　　（　　）

⑤ 昔は，9月9日もお祝いした。　　　　　　　　（　　）

⑥ 七草粥（ななくさがゆ）は秋の七草をお粥にしたものである。　（　　）

⑦ お正月のお雑煮には四角いお餅を使う。　　　（　　）

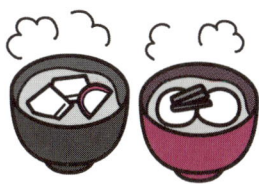

4　時代劇のヒーロー，私は誰でしょう。

（　）の中で，正しいものに〇をつけてください。

① 私は，得意の投げ銭で悪人を捕まえまる岡っぴきです。

（　弥七　　銭形平次　　八五郎　）

② 私は，「この紋所が目に入らぬか」の印籠（いんろう）の持ち主です。

（　水戸黄門　　徳川吉宗（よしむね）　　島津斉彬（なりあきら）　）

③ 私は，剣の達人です。無敵の円月殺法で悪人を倒します。

（　眠狂四郎　　机龍之助（つくえりゅうのすけ）　　丹下左膳　）

④ 私は，旗本で「退屈で仕方ない」が口癖です。剣は無敵の「諸羽流青眼崩し」（もろはりゅうせいがんくずし）です。

（　月形半平太　　大岡忠相（ただすけ）　　早乙女主水之介（さおとめもんどのすけ）　）

⑤ 私は，杉作をお供に，黒い覆面をして新選組と戦いました。

（　紫頭巾　　鞍馬天狗　　桂小五郎　）

IV おもしろ思い出クイズ

5 銀幕のヒロイン，女優の名は？

（　）の中で，正しいものに○をつけてください。

① ローマで新聞記者と恋に落ちる某国の王女を演じました。

（ オードリー・ヘプバーン　エリザベス・テイラー　マリリン・モンロー ）

② 日本人でしたが，戦前，戦中，中国人として「白蘭の歌」などの映画に出ました。大人気でした。

（ 李香蘭（りこうらん）　川島芳子（かわしまよしこ）　李明（りめい） ）

③ 「昨日・今日・明日」などの映画に出たイタリアの大女優。

（ レスリー・キャロン　ナタリー・ウッド　ソフィア・ローレン ）

④ 「男はつらいよ」で，寅さんの恋人役として一番多く出演しました。

（ 光本幸子　浅丘ルリ子　竹下景子 ）

⑤ 『伊豆の踊子』『夢千代日記』などで主演。数々の賞に輝き，NHK紅白歌合戦にも出場しました。今もなお活躍中です。

（ 八千草薫　桃井かおり　吉永小百合 ）

6　テレビ，思い出クイズ

（　）の中で，正しいものに○をつけてください。

① 「サザエさん」のテレビ放送が始まったのはいつ？

（昭和 44 年　昭和 54 年　昭和 64 年）

② 「紅白歌合戦」紅組，白組，勝ったのはどちらが多い？

（紅　白）

③ カラー放送はいつからはじまった？

（昭和 25 年　昭和 35 年　昭和 45 年）

④ 名古屋のテレビ塔と東京タワー，どちらが早く建った？

東京タワー　テレビ塔

（名古屋のテレビ塔　東京タワー）

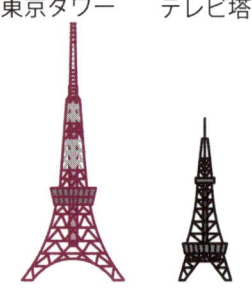

⑤ NHK の番組「私の秘密」の司会者は？

（黒柳徹子　タモリ　高橋圭三（たかはしけいぞう））

IV おもしろ思い出クイズ

7 昭和の出来事，その順番は？

あった順に1〜3の番号を入れてください。

①

- 東京オリンピック （ ）
- 南極観測船宗谷，南極へ （ ）
- 田部井 淳子さん女性初のエベレスト登頂成功 （ ）

②

- 大阪万国博覧会 （ ）
- 堀江謙一さん太平洋をヨットで横断 （ ）
- 百円硬貨発行 （ ）

③

- 湯川秀樹博士ノーベル賞 （ ）
- 坂本九「上を向いて歩こう」世界でヒット （ ）
- カラオケがブームに （ ）

35

④

- 映画「ゴジラ」封切り　　　　　　　　（　　）
- 日本国憲法施行　　　　　　　　　　　（　　）
- ３億円事件　　　　　　　　　　　　　（　　）

⑤

- テレビ映画「月光仮面」放送開始　　　（　　）
- 巨人，Ｖ９達成　　　　　　　　　　　（　　）
- １００万円宝くじ発売　　　　　　　　（　　）

⑥　制定された順に１～３の番号を書いてください。

- 敬老の日　　　　　　　　　　　　　　（　　）
- こどもの日　　　　　　　　　　　　　（　　）
- 建国記念の日　　　　　　　　　　　　（　　）

IV　おもしろ思い出クイズ

8　スポーツ思い出クイズ

① 　終戦直後，フジヤマのトビウオと言われ日本人を元気づけた水泳選手は？

（古橋廣之進　山中毅　鈴木大地）

② 　東洋の魔女と言われた日本のバレーボールチームが東京オリンピックの決勝戦で対戦して勝った国は？

（アメリカ　ソ連　イギリス）

③ 　昭和天皇の天覧試合でサヨナラホームランを打った野球選手は？　＊昭和34年6月25日，巨人‐阪神戦で。

（中西太　長嶋茂雄　古田敦也）

④ 　オリンピックの女子マラソンで初めて金メダルを獲得したのは？　＊2000年シドニーオリンピックで。

（高橋尚子　有森裕子　野口みずほ）

⑤ 　2015年，白鵬に破られるまで，幕内最高優勝記録を保持していた，大横綱は？
　＊記録は32回でした。

（柏戸　大鵬　北の富士）

9 戦後のベストセラークイズ

○○に入る文字を選んで（　）の中から○をつけてください。

① 昭和56年に刊行され，580万部を超えるベストセラーとなった，黒柳徹子が小学生の時に学んだトモエ学園での出来事を中心につづった本，『○○○のトットちゃん』。

（　川べり　窓ぎわ　うみべ　）

② 昭和62年に刊行され，280万部のベストセラーとなった，俵万智の短歌集，『○○○記念日』。

（　リンゴ　イチゴ　サラダ　）

③ 昭和31～35年に刊行され，1300万部を超えるベストセラーとなった全6巻の五味川純平の戦争をテーマにした小説，『○○の條件』。

（　人生　人間　人類　）

④ 昭和38年に刊行され，160万部のベストセラーで，河野実と難病に侵された大島みち子との間に交わされた手紙をもとにした本，『○○○をみつめて』。

（　愛と死　愛と恋　愛と空　）

Ⅴ 日本ものしりクイズ

1 かんたんクイズ１

① 日本で一番高い山は？

（富士山　阿蘇山　高野山）

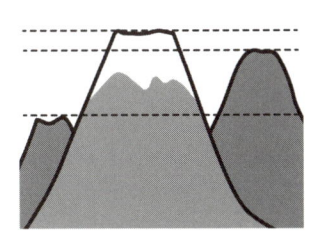

② 日本の首都は？

（東京　名古屋　大阪）

③ 日本で一番大きい島は？

（沖縄　九州　本州）

④ 日本の都道府県の内で一番広いところは？

（滋賀県　北海道　長野県）

⑤ 日本で一番高い建物は？

（ミッドランドスクエア　東京スカイツリー　アベノハルカス）

2 かんたんクイズ2

① 日本は今まで何回オリンピックを開催したか？

（ 3回　2回　1回 ）

② 日本一数が多い名字は？

（ 鈴木　佐藤　高橋 ）

③ 日本人は，男性と女性どちらが多い？

（ 女性　男性　同じくらい ）

④ 日本一大きな平野は？

（ 濃尾平野　十勝平野　関東平野 ）
　　のうび　　とかち

⑤ 県庁所在地と県名が違う都道府県は？

（ 愛知県　京都府　福岡県 ）

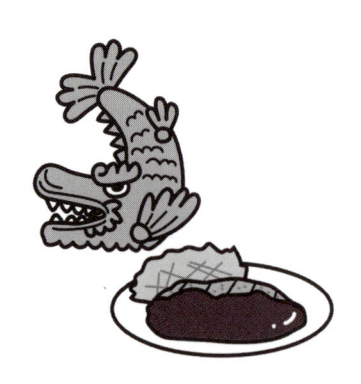

V 日本ものしりクイズ

3 ちょっと難しいクイズ

① 日本海溝の一番深いところは深さ何メートル？

（ 10924m　9780m　8020m ）

② 日本の森林は，国土の何パーセント？

（ 66％　44％　22％ ）

③ 日本で一番狭い海峡は？

（ 津軽海峡　鳴門海峡　土渕(どぶち)海峡 ）

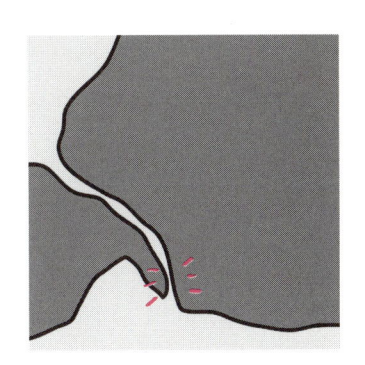

④ 日本で一番南にある島は？

（ 南鳥島(みなみとりしま)　沖ノ鳥島(おきのとりしま)　与那国島(よなぐにじま) ）

⑤ 日本で一番長い川は？

（ 信濃川(しなの)　利根川(とね)　石狩川(いしかり) ）

41

4　名産・名所クイズ

下の四角から選んで答えましょう。

【北海道・東北・関東クイズ】

① 日本産リンゴの約半数を生産している。　　　（　　　　）

② 日本三景の一つである「松島」がある。　　　（　　　　）

③ ブランド果実「佐藤錦(さとうにしき)」の生産地。　　　（　　　　）

④ ジャガイモの生産量が日本一。　　　（　　　　）

⑤ 世界遺産である富岡製糸場がある。　　　（　　　　）

⑥ イセエビの漁獲量が日本一。　　　（　　　　）

⑦ 徳川家康をまつる，日光東照宮がある。　　　（　　　　）

千葉県　青森県　栃木県　北海道
宮城県　山形県　群馬県

【中部・近畿クイズ】

① 世界遺産「白川郷（しらかわごう）」がある都道府県。　　（　　　　　）

②「〇〇の薬売り」で知られ，医薬品の製造・販売が盛ん。

　　　　　　　　　　　　　　　　　　　　　　　（　　　　　）

③ お茶の生産量日本一の都道府県。　　　　　　　（　　　　　）

④ 国の名勝に選ばれた「白米（しろよね）の千枚田」がある。（　　　　　）

⑤ 眼鏡の生産が日本一の鯖江（さばえ）市がある。　　　　　（　　　　　）

⑥ 天照大神をまつる，伊勢神宮がある。　　　　　（　　　　　）

⑦ みかんや梅，山椒（さんしょう）などの農作物が日本一。　（　　　　　）

⑧ 白鷺城とも言われる，姫路城がある。　　　　　（　　　　　）

⑨ 書道などに使われる墨の生産量が日本一。　　　（　　　　　）

富山県　静岡県　奈良県　兵庫県　福井県
石川県　三重県　和歌山県　岐阜県

【中国・四国・九州・沖縄クイズ】

① 観光できる砂丘で日本最大の砂丘がある。　　　（　　　　）

② うどんの消費量日本一の都道府県。　　　　　　（　　　　）

③ 出雲大社がある都道府県。　　　　　　　　　　（　　　　）

④ サトウキビの生産量が日本一。　　　　　　　　（　　　　）

⑤ 世界遺産の屋久島の属する都道府県。　　　　　（　　　　）

⑥ 伊万里焼(いまりやき)といった陶磁器が有名。　　　　　　　（　　　　）

⑦ 日本最大のカルスト台地，秋吉台(あきよしだい)がある。　　（　　　　）

⑧ 日本三大清流の一つ，四万十川(しまんとがわ)がある。　　　（　　　　）

⑨ 菅原道真(すがわらのみちざね)をまつる，太宰府天満宮(だざいふてんまんぐう)がある。（　　　　）

⑩ キウイやいよかんの生産量が日本一。　　　　　（　　　　）

福岡県　山口県　高知県　佐賀県　鳥取県
島根県　沖縄県　香川県　愛媛県　鹿児島県

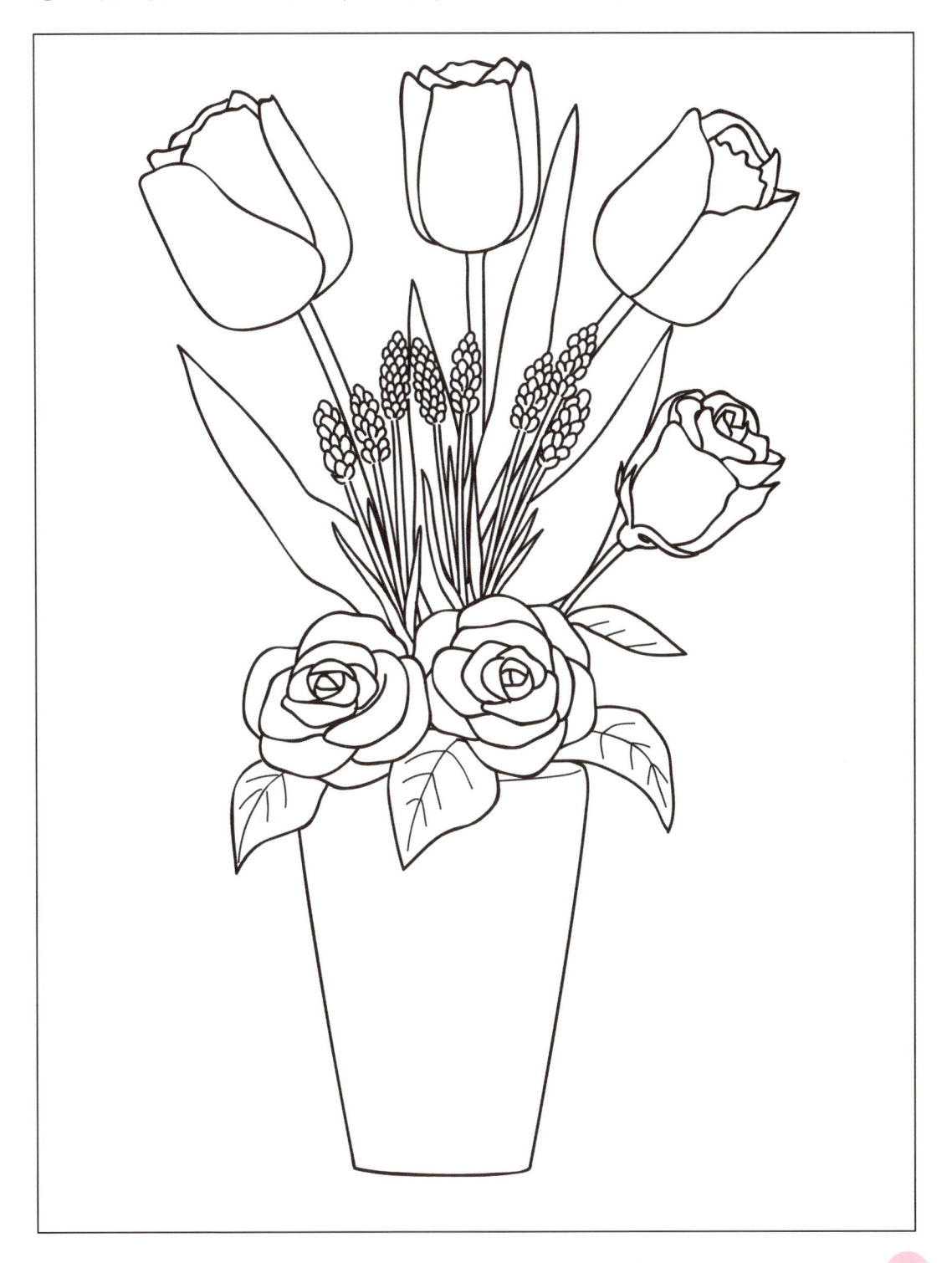

ぬり絵 色鉛筆でぬってください。コピーしてお使いください。
カバー裏の見本を参考にしてください。

① 花(チューリップ,バラ,ラベンダー)

ぬり絵 色鉛筆でぬってください。コピーしてお使いください。
カバー裏の見本を参考にしてください。

② 春の金閣寺

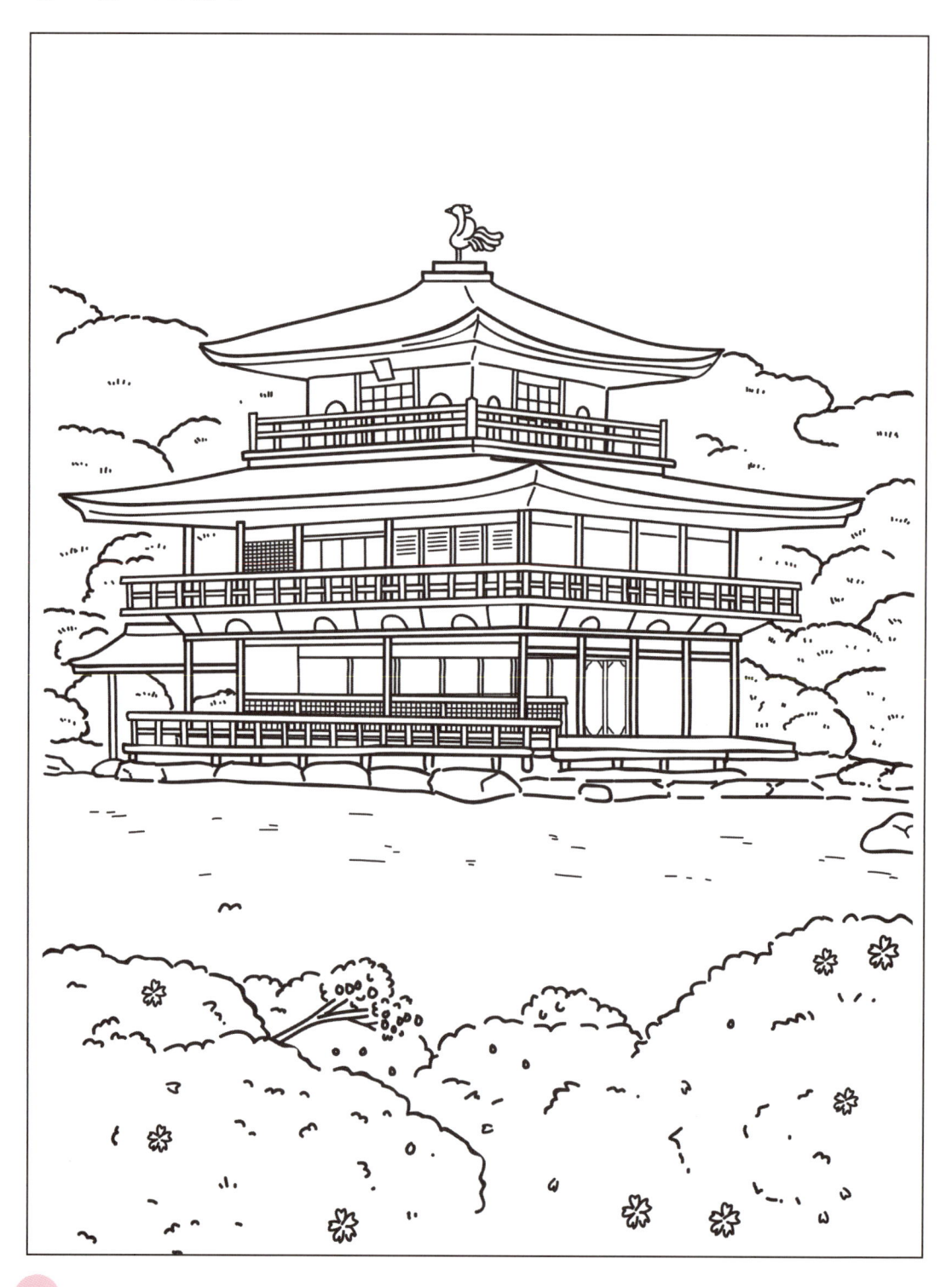

ぬり絵

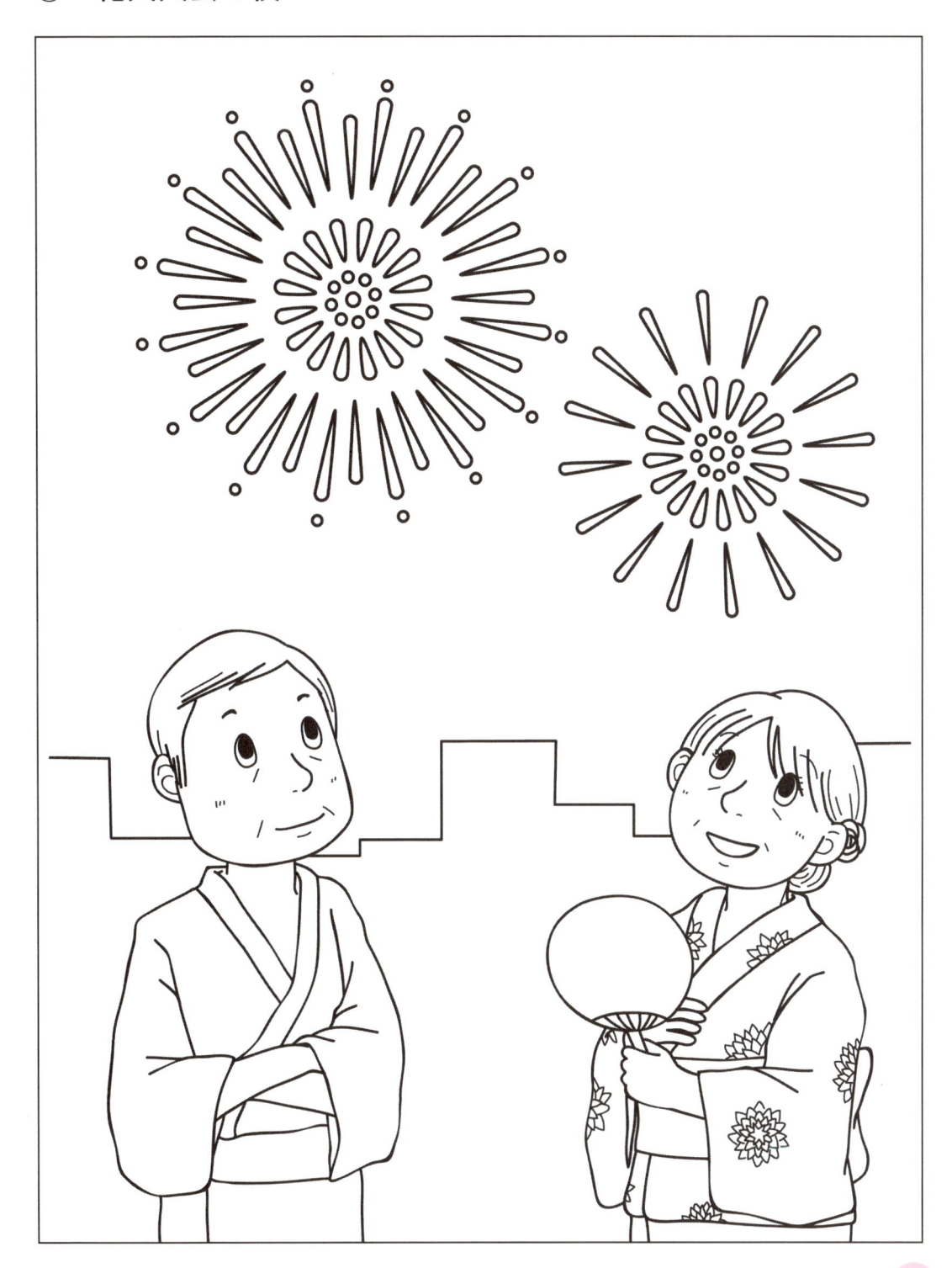

色鉛筆でぬってください。コピーしてお使いください。
カバー裏の見本を参考にしてください。

③　花火大会の夜

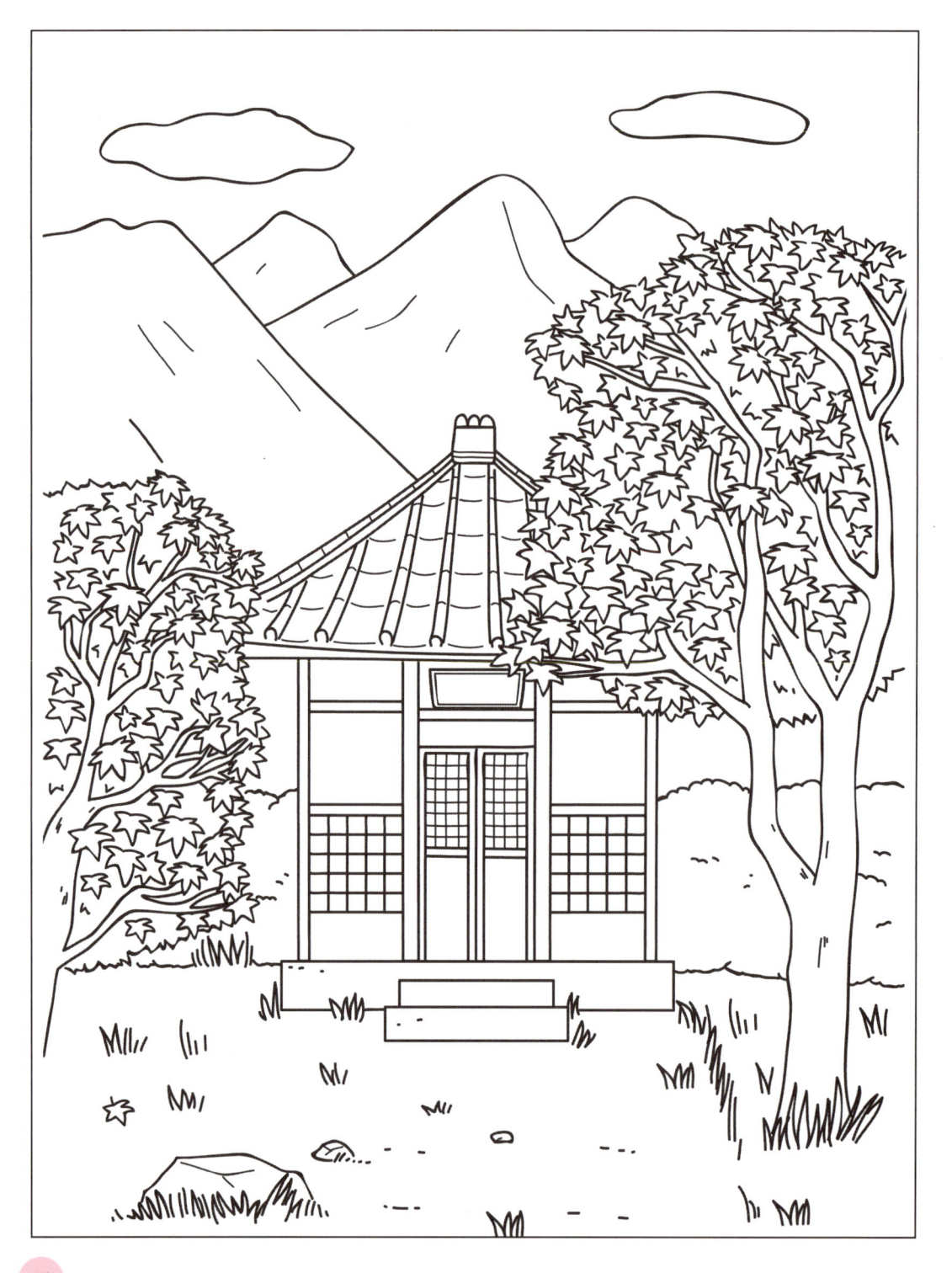

ぬり絵

色鉛筆でぬってください。コピーしてお使いください。
カバー裏の見本を参考にしてください。

④　紅葉とお堂

ぬり絵

色鉛筆でぬってください。コピーしてお使いください。
カバー裏の見本を参考にしてください。

⑤ 風車のある風景

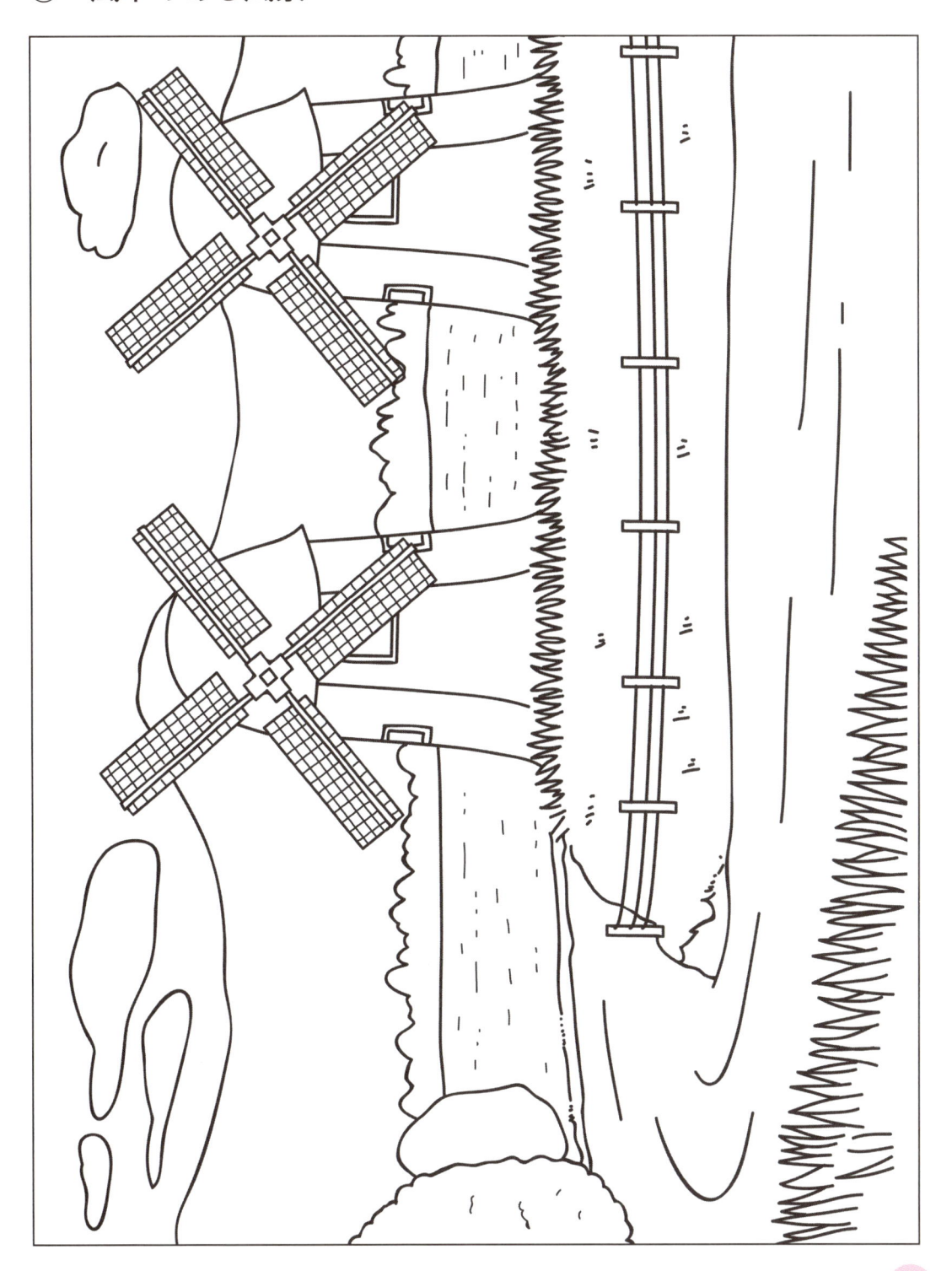

間違いさがし

　このページの絵と右のページの絵と違うところが5つあります。違うところを見つけてください。

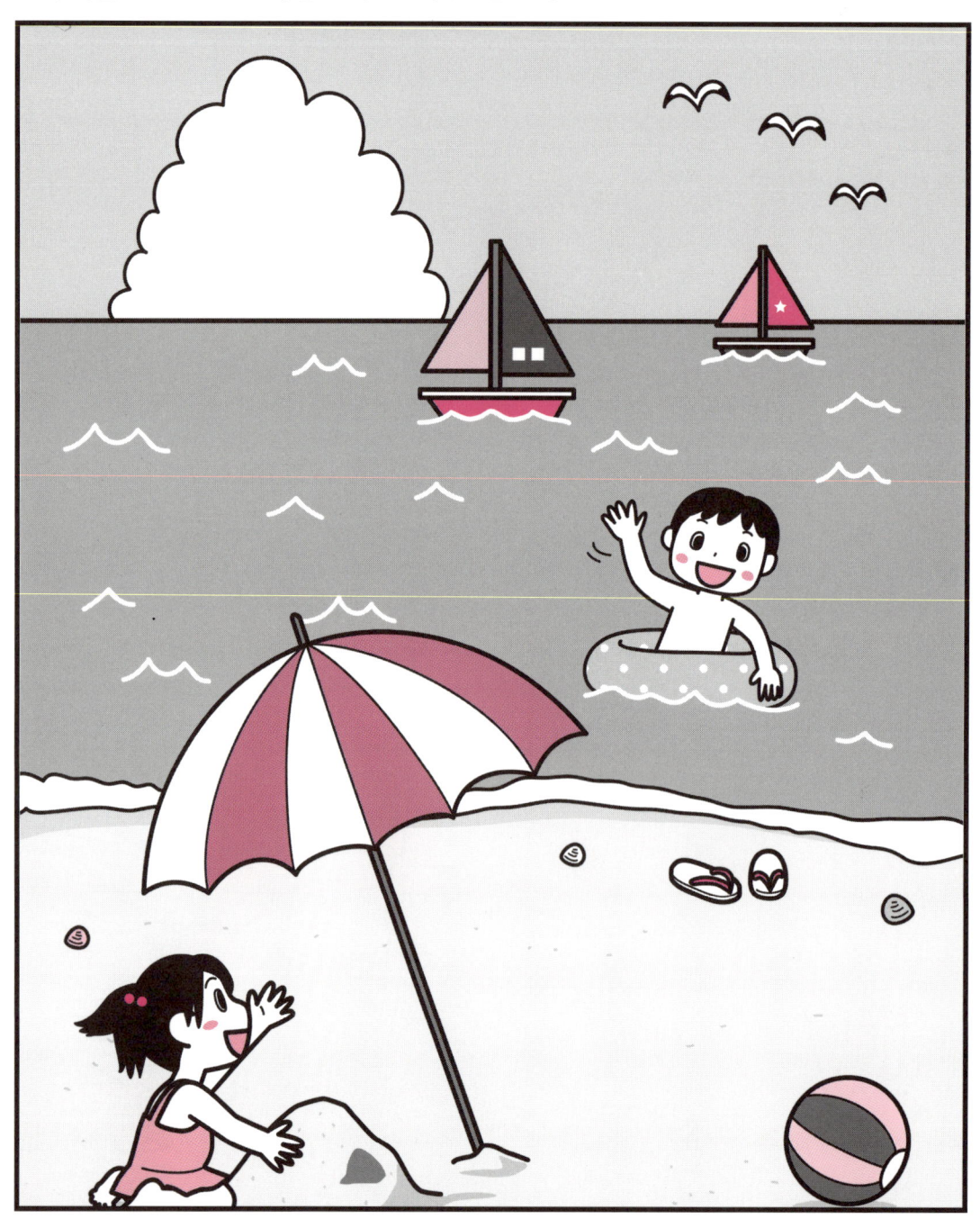

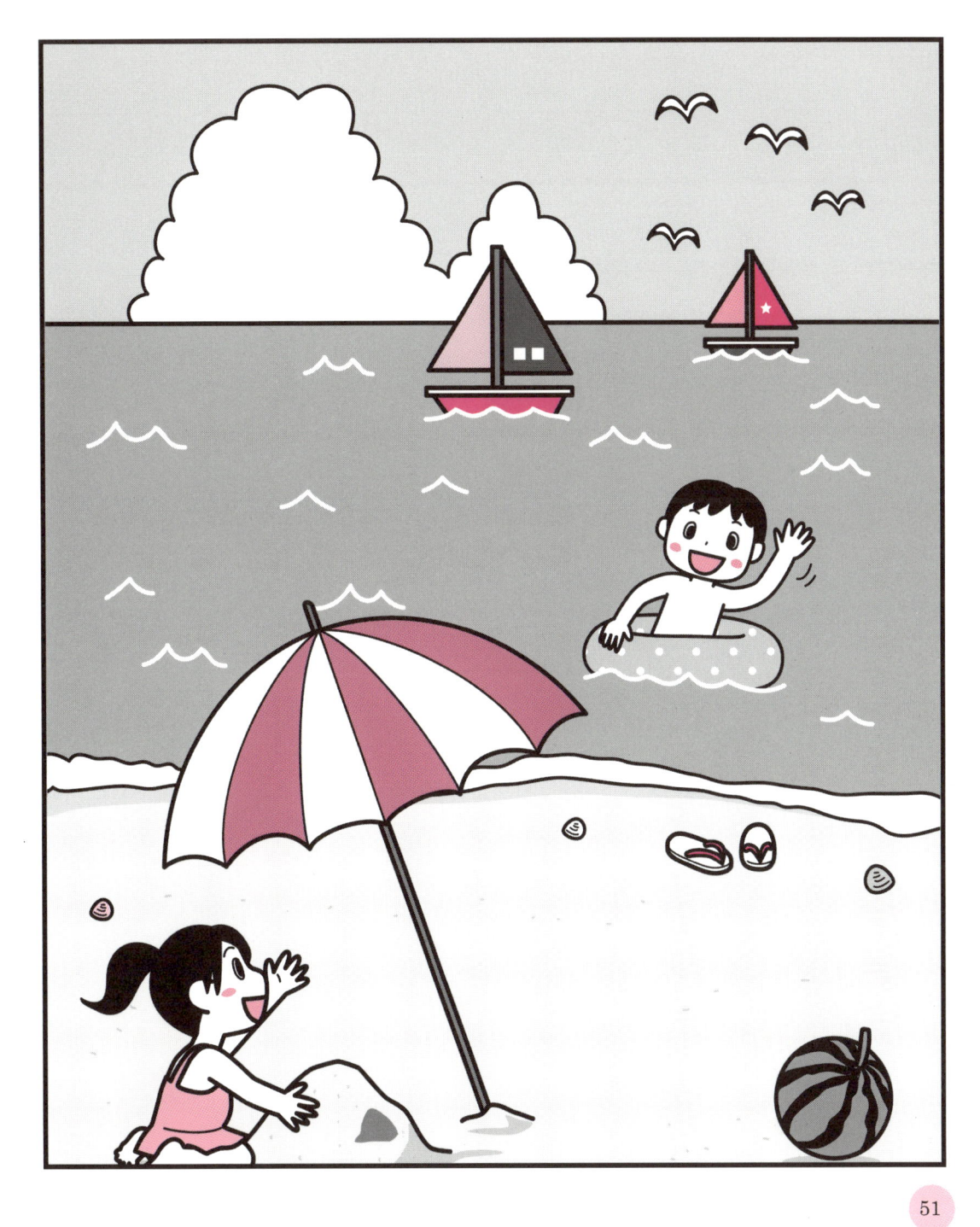

間違いさがし

間違いさがし

　このページの絵と右のページの絵と違うところが5つあります。違うところを見つけてください。

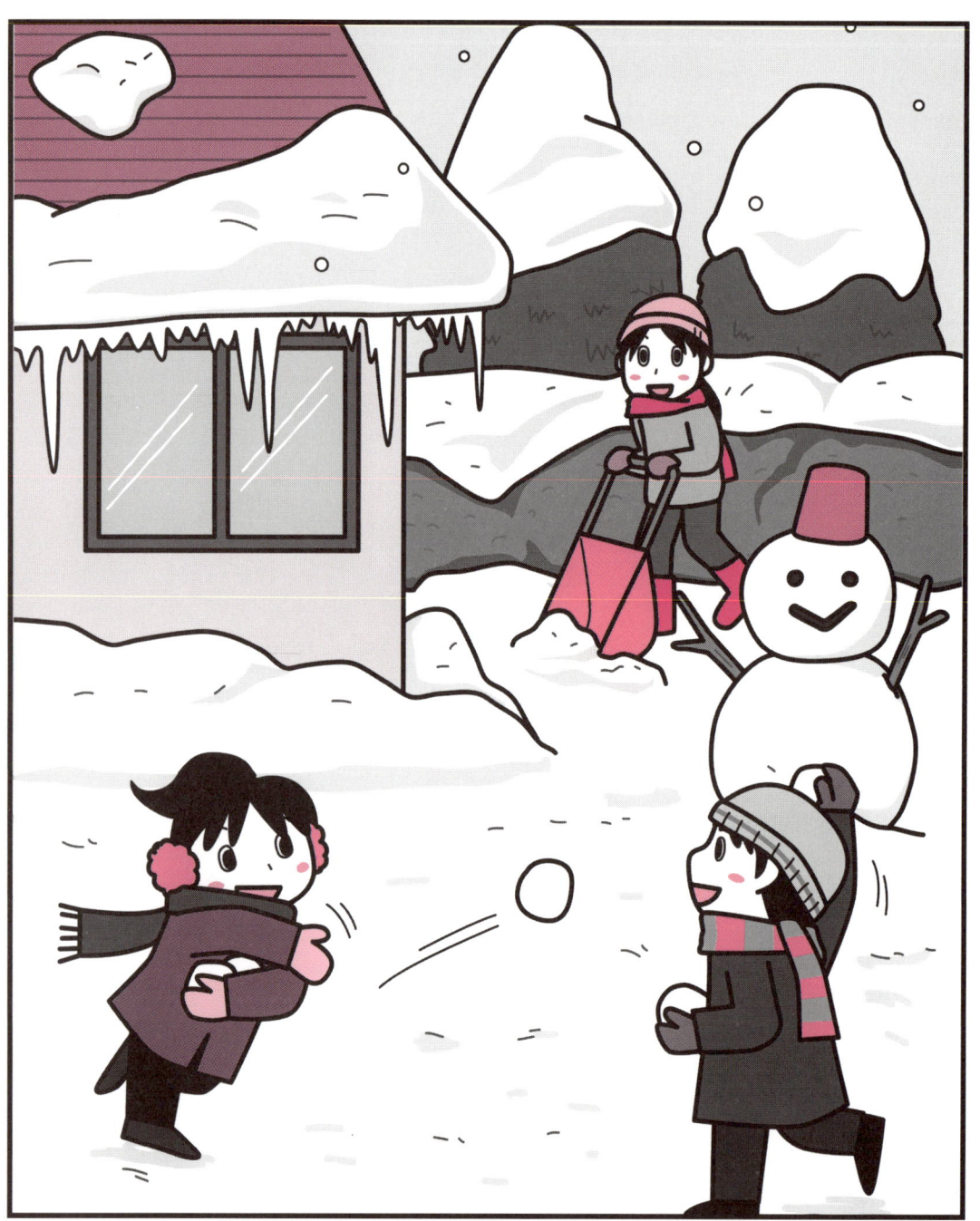

間違いさがし

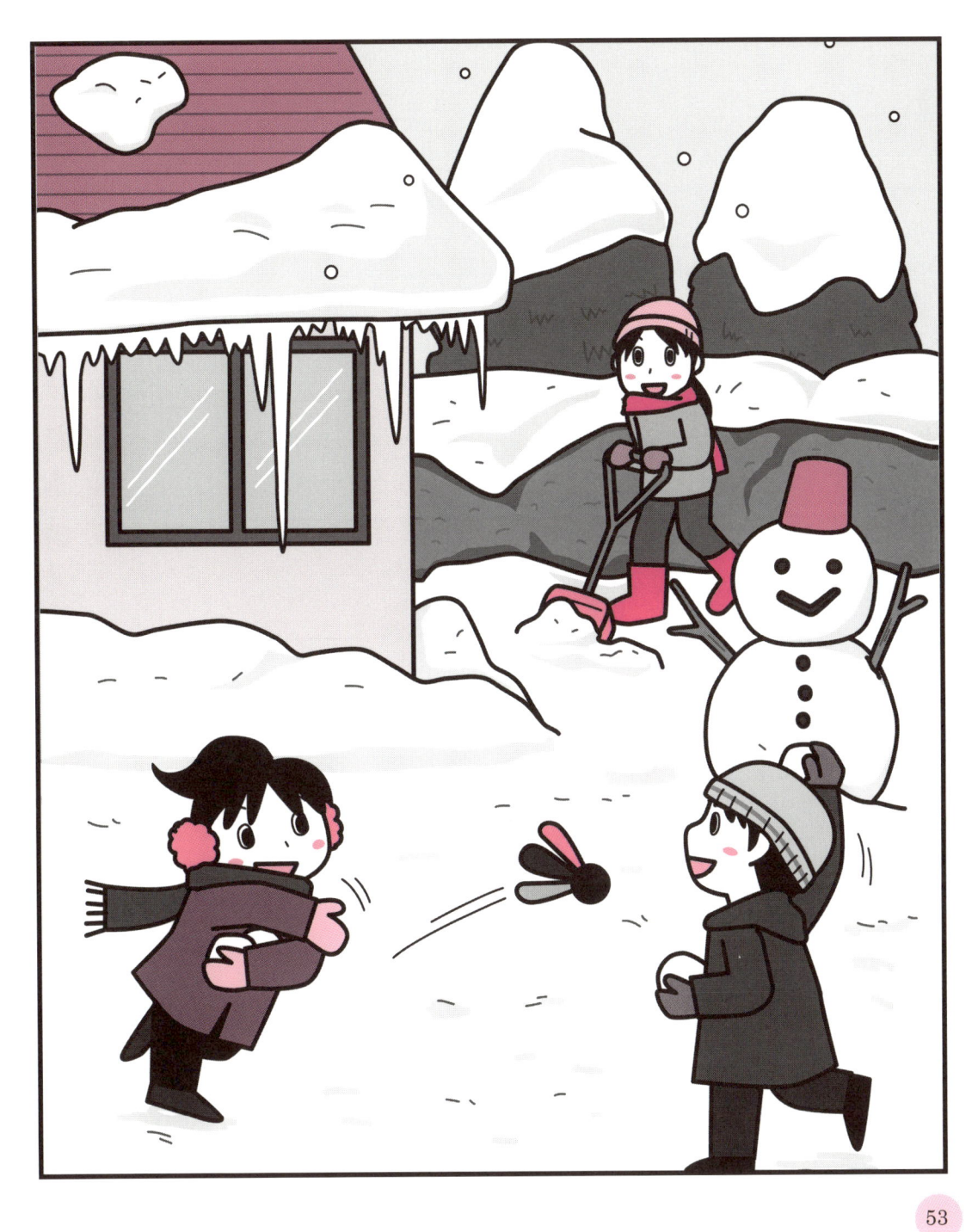

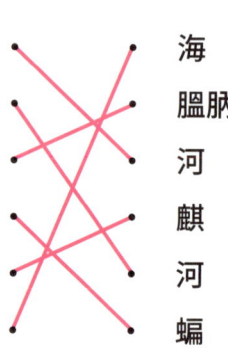

解答

I おもしろ言葉遊び

1 おもしろ外来語クイズ（4ページ）

① ○ ○ ○ ○ ×　② ○ × ○ ○ ○

天ぷら，カステラ，こんぺいとう，かぼちゃ，しゃぼんはポルトガル語（しゃぼんはスペイン語とも），イクラはロシア語，うめは中国語，背広は英語が語源と言われています。

2 おもしろ動物名クイズ（5ページ）

①
- ねこ － キャット
- かば － ヒポポタマス
- しまうま － ゼブラ
- ぺんぎん － ペンギン
- きりん － ジラフ
- うさぎ － ラビット

②
- かば － 河馬
- ふぐ － 河豚
- おっとせい － 膃肭臍
- こうもり － 蝙蝠
- きりん － 麒麟
- いるか － 海豚

3 なるほど慣用句・ことわざクイズ（6ページ）

① 1：**とてものんきな人**　2：**仲の良い夫婦**　3：**入浴時間が短いこと**　4：**寝たふり**　5：**客のふりをする人**　6：**運を天に任せてやってみる**　7：**結論が出せる状態になる**

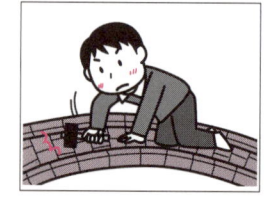

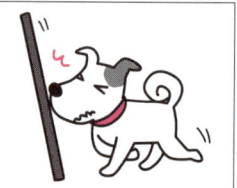

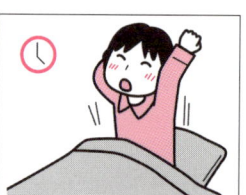

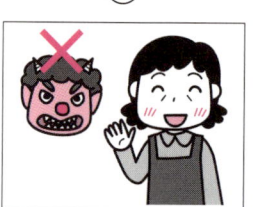

② ア　イ　ウ　エ

③　1：猫　2：馬　3：雉（きじ）　4：兎　5：鯉

4　楽しい俳句クイズ（8ページ）

①　1：秋（季語は「すすき」。飯田蛇笏の句です。軽いと思ったすすきの命の重さに触れた句です）

2：春（季語は「蛙」。小林一茶の句です。一茶の小さな命に寄せる気持ちが伝わってきます）

3：冬（季語は「春隣＝はるどなり」。久保田万太郎の句です。なんとなく春の気配が感じられる句です）

4：夏（季語は「鵜舟＝うぶね」。松尾芭蕉の句です。楽しいことが終わった後のさみしさを詠んだ句です）

②

牡丹散てうちかさなりぬ二三片：与謝蕪村。「牡丹」＝「夏」。
　牡丹の花のふんわり感がよく出ている句です。

いくたびも雪の深さを尋ねけり：正岡子規。「雪」＝「冬」。
　外に出られない病床の子規が何度も雪の深さを聞いています。

青天や白き五弁の梨の花：原　石鼎。「梨の花」＝「春」。
　空の青と梨の花の白の対比が美しい句です。

そこらまで出て春寒をおぼえけり：田畑三千女。「春寒」＝「春」。
　春になったと思っても実際は寒い，春先の季節感がでている句です。

紫陽花に秋冷いたる信濃かな：杉田久女。「秋冷」＝「秋」。
　夏は遅く短く，秋はすぐ来る信濃の気候を見事に表現した句です。

解答

5 回文で遊ぼう（9ページ）
私負けましたわ　3番さ　留守に何する
シナモンパンもレモンパンもなし　長崎やのどかな角の焼き魚　など

6 折句で遊ぼう（10ページ）
いちばんに ちくわぶたべて ごまんえつ　など。季語や五七五は気にせず，思いついたものを書いて楽しみましょう。

II　おもしろ漢字遊び

1 おもしろ漢字パズル（11～13ページ）
① 大**掃**除　東海**道**　**運**動会　診**察**券　年**賀**状
② 内**科**・外**科**　誕**生**・**生**徒　意**識**・**意**味
　　節**分**・節**約**　華**美**・美**人**　天**候**・**気**候
③ 世界**一**・一等**賞**　最**終**回・**終**業**式**
④ **登**校・**登**山・**下**山・**下**車　出**航**・**航**海・海**中**・**中**国
　　巨**大**・**大**福・**福引**・**引**退
⑤ **中学校**・**小学校**・**中学生**・**小学生**・**女学生**・**大学生**　など

2 タテヨコおもしろ四字熟語（14～15ページ）
① 順風**満**帆・得意**満**面　② 竜**頭**蛇**尾**・徹**頭**徹**尾**
③ 朝**三**暮**四**・**三**寒**四**温　④ **自**暴**自**棄・**自**業**自**得・**自**縄**自**縛・**自**由**自**在

3 おもしろ漢字を作ろう（16ページ）

① 鱪 鮪 鴬 鴗

（デンキウナギ・マグロ・ウグイス・カワセミ）など

② 鈌 酋

（ゴールデンレトリバー・アーチェリー）など

＊すでに漢字がある言葉でも気にせずに自分だけの漢字を作って楽しみましょう。

4 おもしろ漢字クイズ（17ページ）

① 出 ② 犬 ③ 夫 ④ 烏 ⑤ 回 ⑥ 医 ⑦ 美

5 よく似た漢字クイズ（18ページ）

① 島 ② 未 ③ 柴 ④ 拳 ⑤ 巳 ⑥ 字 ⑦ 群 ⑧ 申 ⑨ 幻 ⑩ 専門 ⑪ 子子

III　おもしろ算数遊び

1 おもしろ足し算（19～22ページ）

① すべて11　② 55　③ すべて31　④ 155　⑤ ㋐ 4　㋑ 9　㋒ 16　㋓ 25　⑥ 49　⑦ ㋐ 9　㋑ 5　㋒ 12　㋓ 1　㋔ 10

2 角度を足してみよう（23ページ）

① ウ　② イ

解答

3 足し算いろいろ（24〜26ページ）

① **1**枚　**1**棹　**1**個　**1**ページ

② **50**cm（1 m＝100cm）　**6**本（1ダース＝12本）

③ ㋐ **1**　㋑ **1**　㋒ **2**　㋓ **2**　㋔ **5**　㋕ **5**　㋖ **2**時間

④ ㋐ **III**　㋑ **IV**　㋒ **V**　㋓ **II**　㋔ **VI**　㋕ **IX**　おまけ **X**

4 かんたんつるかめ算（28ページ）

① つる **3**羽，かめ **4**匹　② ダチョウ **6**羽，コアラ **2**匹

③ イカ **3**匹，タコ **3**匹（足が10本になるまで2本ずつ配ります）

IV おもしろ思い出クイズ

1 あのころのモノの値段は？（29ページ）

① **100**円　② **60**円　③ **40**円　④ **25**円　⑤ **80**円

2 歌手と歌った歌を線でつなごう（30ページ）

①
- 美空ひばり — 悲しい酒
- ビートルズ — プリーズ・プリーズ・ミー
- 三橋美智也 — 別れの一本杉
- 村田英雄 — 王将
- 舟木一夫 — 高校三年生

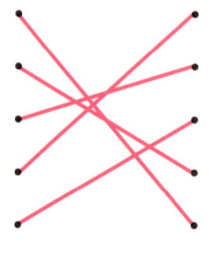

②
- 橋　幸夫 — 潮来笠
- 江利ちえみ — テネシー・ワルツ
- 春日八郎 — 東京五輪音頭（※）
- プレスリー — ブルーハワイ
- 三波春夫 — 東京五輪音頭

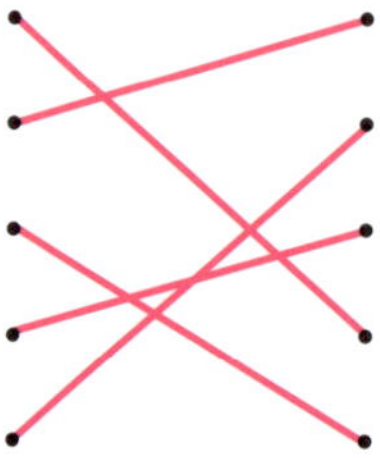

3 行事クイズ ○か×か（31 ページ）

①○ ②× ③○（元は「天皇誕生日」（昭和天皇）であったが，今上天皇即位後「みどりの日」に） ④× ⑤○（9月9日は重陽（菊）の節句といった） ⑥×（お粥にするのは春の七草） ⑦×（地域によって違い，大きく分けて，東日本は四角，西日本は丸いお餅を使う）

4 時代劇のヒーロー，私は誰でしょう？（32 ページ）

①**銭形平次** ②**水戸黄門** ③**眠狂四郎** ④**早乙女主水之助** ⑤**鞍馬天狗**

5 銀幕のヒロイン，女優の名は？（33 ページ）

①**オードリー・ヘプバーン** ②**李香蘭** ③**ソフィア・ローレン** ④**浅丘ルリ子** ⑤**吉永小百合**

6 テレビ，思い出クイズ（34 ページ）

①**昭和44年**（アポロ11号が月面に着陸した年） ②**白**（第65回時点で白36勝，紅29勝） ③**昭和35年**（1964年の東京オリンピックで一気に普及） ④**名古屋のテレビ塔**（昭和29年にテレビ塔，昭和33年に東京タワーが完成） ⑤**高橋圭三**（名司会者といわれた）

7 昭和の出来事，その順番は？（35 ～ 36 ページ）

①**2　1　3**（昭和39年　32年　50年） ②**3　2　1**（昭和45年　37年　32年） ③**1　2　3**（昭和24年　38年　52年） ④**2　1　3**（昭和29年　22年　43年） ⑤**2　3　1**（昭和33年　48年　22年） ⑥**3　1　2**（昭和63年　23年　39年）

解答

8 スポーツ思い出クイズ（37ページ）
① **古橋廣之進**　② **ソ連**（テレビ放送では視聴率66.8%を記録）　③ **長嶋茂雄**（この試合がきっかけで，日本で野球が国民的スポーツになったといわれている）　④ **高橋尚子**（女子スポーツ界で初の国民栄誉賞を受賞し，マラソンブームの火付け役となった）　⑤ **大鵬**（白鵬の名前は柏戸と大鵬からとられている）

9 戦後のベストセラークイズ（38ページ）
① **窓ぎわ**（世界35ヵ国で翻訳され，ポーランドの文学賞も受賞）　② **サラダ**（実際，味をほめられたのは，サラダではなくからあげだった）　③ **人間**（同名の映画も公開され，9時間31分の上映時間は，当時のギネス記録）　④ **愛と死**（映画やテレビドラマになった）

Ⅴ　日本ものしりクイズ

1 かんたんクイズ1（39ページ）
① **富士山**　② **東京**　③ **本州**　④ **北海道**　⑤ **東京スカイツリー**（2015年3月時点）

2 かんたんクイズ2（40ページ）
① **3回**　② **佐藤**　③ **女性**　④ **関東平野**　⑤ **愛知県**（名古屋市）

3 ちょっと難しいクイズ（41ページ）
① **8020m**　② **66％**　③ **土渕海峡**（小豆島にあり，9.93m）　④ **沖ノ鳥島**（南鳥島は一番東，与那国島は一番西）　⑤ **信濃川**

4 名産・名所クイズ（42～44ページ）

【北海道・東北・関東クイズ】

① 青森県　② 宮城県　③ 山形県　④ 北海道　⑤ 群馬県
⑥ 千葉県　⑦ 栃木県

【中部・近畿クイズ】

① 岐阜県　② 富山県　③ 静岡県　④ 石川県　⑤ 福井県
⑥ 三重県　⑦ 和歌山県　⑧ 兵庫県　⑨ 奈良県

【中国・四国・九州・沖縄クイズ】

① 鳥取県　② 香川県　③ 島根県　④ 沖縄県　⑤ 鹿児島県
⑥ 佐賀県　⑦ 山口県　⑧ 高知県　⑨ 福岡県　⑩ 愛媛県

間違いさがし（50～53ページ）

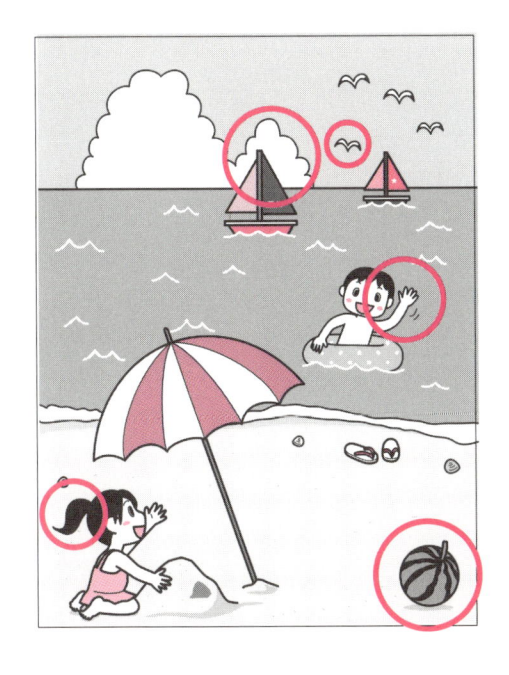

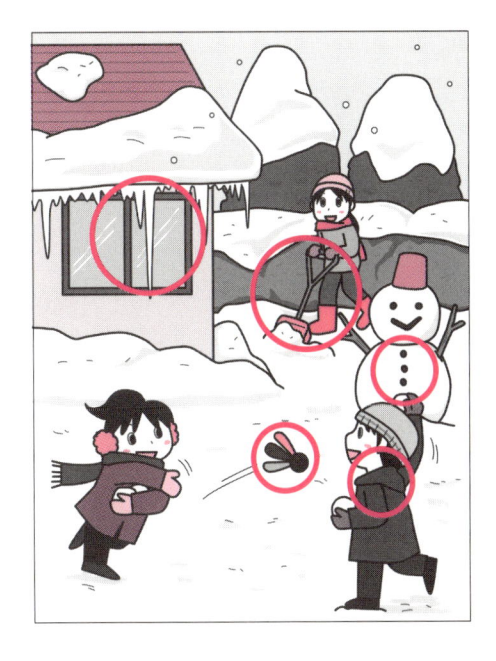

バラエティクイズ&ぬり絵で脳トレーニング

2015年5月1日　初版発行	編　者	脳トレーニング研究会
	発行者	武　馬　久　仁　裕
	印　刷	株式会社太洋社
	製　本	株式会社太洋社

発　行　所　　　　株式会社　黎　明　書　房

〒460-0002　名古屋市中区丸の内 3-6-27　EBSビル
☎ 052-962-3045　FAX 052-951-9065　振替・00880-1-59001
〒101-0047　東京連絡所・千代田区内神田 1-4-9　松苗ビル4階
☎ 03-3268-3470

落丁本・乱丁本はお取替します。　ISBN978-4-654-05971-3
© REIMEI SHOBO CO., LTD. 2015, Printed in Japan